OPUSCULE

SUR

LE VER SOLITAIRE

ET SUR

LE KOUSSO.

OPUSCULE

SUR LE

VER SOLITAIRE

CARACTÈRES PHYSIQUES DE CE VER, SES VARIÉTÉS, SES HABITUDES.

SYMPTÔMES INDICATIFS DE SA PRÉSENCE,

SYMPTÔME UNIQUE LA CONSTATANT D'UNE MANIÈRE ABSOLUE,

Maladies graves et nombreuses causées par ce Cestoïde.

ET SUR

LE KOUSSO,

Seul Remède infaillible contre cet Antozoaire,

D'UNE INOCUITÉ COMPLÈTE SUR L'ÉCONOMIE,

EXPÉRIMENTÉ et APPROUVÉ par les ACADÉMIES DES SCIENCES et DE MÉDECINE de PARIS,

PAR BOGGIO,

Médecin et Pharmacien.

PARIS.

CHEZ L'AUTEUR, RUE NEUVE-DES-PETITS-CHAMPS, 13.

1847.

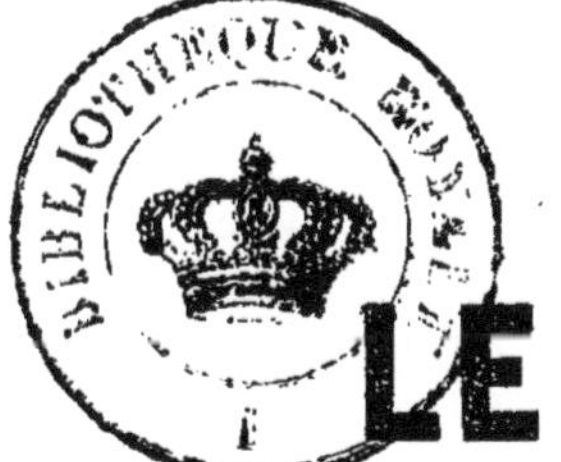

INTRODUCTION.

———

Notre intention, en publiant cet Opuscule, a
été, non-seulement de mettre chacun à même de
s'assurer de la présence du *Tænia* (Ver solitaire),
mais encore de constater son expulsion complète,
sans laquelle on n'est pas guéri.

Nous avons eu également pour but d'appeler l'attention sur les nombreux symptômes qui doivent faire supposer la présence de ce cestoïde, laquelle est malheureusement trop souvent ignorée ; en effet, les désastres amenés par le Ver solitaire pouvant résulter d'autres causes et leur étant presque toujours attribués, il s'ensuit des médications au moins intempestives, la plupart du temps nuisibles, et d'autant plus fâcheuses qu'elles augmentent le mal au lieu de le calmer.

Dans la majorité des cas, ce n'est qu'alors que l'économie a souffert beaucoup, que la santé est délabrée, qu'un état de dépérissement très grand se montre, que l'expulsion de quelques fragments du Ver, aperçus fortuitement, vient indiquer la véritable cause de maux existant souvent depuis plusieurs années. Aussi recommandons-nous expressément aux personnes qui éprouvent l'un ou plusieurs des symptômes directs ou sympathiques décrits plus loin, ou toute autre affection dont la cause n'est pas connue, d'examiner avec attention chacune de leurs garde-robes, afin de s'assurer si elles ne contiennent pas quelques cucurbitains (anneaux du Tœnia) ou parcelles de Ver.

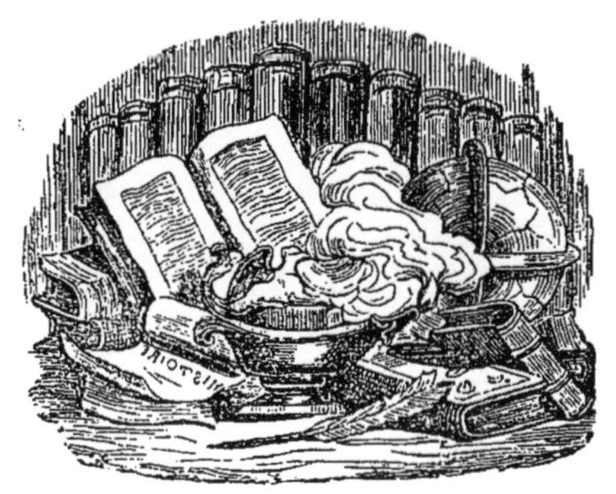

DU VER SOLITAIRE.

TŒNIA ET BOTHRIOCÉPHALE.

—❦—

DESCRIPTION.

Nombre. Le Tœnia, — Ver Solitaire, — Ver à anneaux, — Ver plat, a reçu le nom de Solitaire, parce que presque toujours il est seul; néanmoins, dans quelques cas, très rares à la vérité, on en a trouvé chez la même personne, *deux, quatre, six* et même jusqu'à DIX : ce dernier nombre est constaté par l'une des expériences faites au nom de l'ACADÉMIE ROYALE DE MÉDECINE de Paris, sur le KOUSSO, dont **une seule dose** a suffi pour les expulser dans un espace de trois heures; la malade, Mme Aubry, rue Saint-Maur, N° 104, les portait depuis vingt-cinq ans.

Chez les animaux, le nombre de Tœnia est encore plus grand que chez l'homme.

Configuration. L'ensemble du Tœnia peut être comparé à un lacet plat; de là lui vient son nom (*tœnia*, bandelette).

Il est blanc, mou, aplati, très long, composé d'articulations distinctes et nombreuses.

On lui distingue :

Une *tête*, — un *col*, — un *corps* et une *queue*.

La TÊTE, grosse tout au plus comme celle d'une fine épingle, souvent moindre, a une forme globuleuse quadrilatère, présentant des suçoirs au nombre de quatre; elle est quelquefois si petite, qu'une bonne loupe, ou même un microscope, sont indispensables pour la reconnaître. Rudolphi et Bremser affirment qu'elle n'existe pas toujours, ce qu'ils attribuent ou à la trop grande jeunesse ou à l'extrême vieillesse du ver.

Le COL, long de trois à dix centimètres, de la grosseur d'un fil à coudre, est composé d'articulations grèles, à peine distinctes, formant une multitude innombrable de raies transversales, d'autant plus resserrées et moins visibles qu'elles se rapprochent davantage de la tête, laquelle est supportée par l'extrémité la plus fine. Un fil noué à l'une de ses extrémités représente assez bien l'ensemble du col et de la tête (le nœud figure la tête).

Ce col a la faculté de se mouvoir en divers sens, de grimper, etc., etc.

Il est indispensable de s'assurer de sa présence lorsqu'on rend le ver, car la guérison n'est *complète* qu'alors qu'il a été expulsé; aussi recommandons-nous de le rechercher avec le plus grand soin, car étant quelquefois aussi fin qu'un cheveu, l'on comprend qu'il peut facilement être perdu.

Le CORPS, d'une longueur indéterminée, d'une épaisseur au plus d'un millimètre, d'une largeur qui varie d'un demi-centimètre à un centimètre et demi, est composé d'anneaux plats, carrés, plus ou moins allongés, articulés les uns aux autres. Ils ont reçu le nom de *cucurbitains*, à cause de leur ressemblance avec les graines de citrouilles ; ils sont quelquefois si longs que les articulations sont à peine visibles ; d'autres fois, au contraire, tellement courts que les articulations simulent des raies, et alors les côtés du ver présentent des espèces de dents.

Chaque cucurbitain, ou anneau, conserve, quoique séparé, la faculté de se mouvoir sur lui-même, à la manière des parties tronquées des autres vers.

La QUEUE. Nous doutons de son existence,

1° Parce que nous ne l'avons jamais vue ;

2° Parce que les auteurs ne sont pas d'accord, ce qui vient sans doute de la difficulté de la constater. Presque toujours, en effet, on ne se doute de la présence du Tœnia qu'alors qu'on en a rejeté plusieurs fragments, et la queue, s'il en existe une, est toujours expulsée la première ; de là , sans doute, la divergence d'opinion des auteurs, dont les uns veulent qu'elle finisse en amincissant, les autres , et c'est le plus grand nombre , qu'elle se termine *ex abrupto* par un anneau.

Les premiers n'ont-ils pas été trompés par une disposition particulière, exceptionnelle du ver ? ou peut-être même n'ont-ils pas confondu un col sans tête avec la queue ?

Les derniers n'ont-ils pas donné le nom de queue au dernier

anneau du corps ? Il est fort peu important au surplus de constater son existence.

On a distingué plusieurs variétés de Tœnia dont les modifications de forme sont peu intéressantes ; le *Bothriocéphale* seul présente des caractères différentiels dignes d'être cités ; nous allons le décrire.

BOTHRIOCÉPHALE.

Le *Bothriocéphale* ressemble quelquefois tellement au Tœnia, qu'un microscope devient nécessaire pour le distinguer, mais, en général, il offre des caractères plus tranchés, que l'on peut reconnaître sans le secours des instruments. Voici ces caractères :

La couleur du Bothriocéphale est plus grise que celle du Tœnia.

Sa tête, à peu près de même grosseur, n'a que *deux* suçoirs au lieu de *quatre*.

Son col est nul, c'est-à-dire que les anneaux du corps, quoique diminuant du côté et tout près de la tête, sont encore beaucoup plus larges que chez le Tœnia qui , comme nous l'avons dit, possède un col filiforme souvent aussi mince qu'un cheveu.

Le corps du Bothriocéphale est formé d'anneaux beaucoup plus larges que longs, fréquemment si courts, que quelques auteurs ont nommé ce ver, *ver ridé ;* les articulations des cucurbitains sont beaucoup plus solides que celles du Tœnia , aussi les malades le rendent-ils par fragments et non par *anneaux*.

Nous avons dû indiquer cette espèce de Ver solitaire, afin qu'on ne soit pas étonné de ne pas toujours rencontrer le *col filiforme* dont nous avons parlé ; mais comme le Bothriocéphale est beaucoup plus *rare* et tout aussi *facile* à détruire par le **Kousso** que le Tœnia, nous ne nous étendrons pas davantage à son sujet ; au surplus, tous les développements dans lesquels nous allons entrer s'appliquent également à l'un et à l'autre ver.

GÉNÉRALITÉS.

On ne sait rien de positif sur le mode de production du Tœnia. On a dit que les contrées humides y prédisposaient ; ce n'est pas là une cause rigoureuse, car il existe dans les contrées les plus sèches. On a prétendu que tous les hommes le portaient en naissant , mais que par suite des différences d'hygiène , il était détruit, chez la plupart, avant qu'on ne s'aperçût de sa présence. Certains aliments et certaines professions semblent le développer : (laitage , — fromage, — charcuteries ; — charcutiers, — bouchers, etc.).

Texture. La texture du Ver solitaire est toute muqueuse ; aussi, en desséchant, devient-il transparent ; et si on l'étend sur du papier, ne reste-t-il que des lignes qui simulent des traces d'eau gommée.

Habitudes. Le Tœnia habite les intestins grêles de l'homme ; il se nourrit de la substance mucoso-chileuse, et se forme parfois une enveloppe muqueuse nommée nid vermineux.

On l'a vu quelquefois remonter dans l'estomac.

SYMPTOMES.

Les symptômes qui peuvent faire supposer la présence du *Ver solitaire* sont très nombreux ; *le seul qui la confirme*, c'est la **sortie** de **cucurbitains**, ou **anneaux**.

Les autres symptômes sont de deux ordres :

1° *Directs :* c'est-à-dire produits par le Ver lui-même.

2° *Sympathiques*, c'est-à-dire amenés par les désordres résultant de sa présence.

Ier ORDRE.

SYMPTÔMES DIRECTS.

Picotements , — tiraillements , — douleurs autour du nombril jusqu'à l'estomac, — pesanteurs, — ondulations, — mouvements tantôt de gauche à droite, tantôt de droite à gauche, — bosselures,

— borborygmes, — diarrhées, — coliques, — appétit inégal, fréquent, souvent fort vif, — digestions lentes , pénibles, quelquefois à peu près nulles, et alors les aliments passent tels qu'on les a pris.

Si les repas sont retardés, il survient fréquemment un abattement général et une prostration plus ou moins complète, telle parfois que les malades ne peuvent plus faire le moindre mouvement.

Tous ces symptômes ne donnent pas une preuve positive, mais doivent faire supposer la présence du Tœnia, et par conséquent appeler l'attention sur les selles.

La seule preuve absolue de la présence du Ver, c'est la sortie de Cucurbitains, lesquels sont, le plus souvent, entraînés dans les garde-robes; quelquefois ils sortent seuls : on les retrouve alors soit dans le lit, soit dans les vêtements.

Ces déjections peuvent s'opérer tous les jours en petites quantités ; mais, le plus ordinairement, c'est à des intervalles plus ou moins grands et après un redoublement des symptômes habituels, qu'ils ont lieu en quantité plus considérable.

Il est très important, si l'on éprouve quelques-uns des symptômes que nous avons décrits, de ceux que nous indiquons plus loin, ou même toute autre affection dont la cause est ignoreé, d'examiner, pendant quelques temps, chacune des selles, afin de s'assurer si elles contiennent ou non quelques fragments. Un *seul anneau* donnera *la certitude* qu'on porte cet antozoaire.

2me ORDRE.

SYMPTÔMES SYMPATHIQUES.

Affections graves et nombreuses causées par le Ver solitaire.

Ces accidents beaucoup plus nombreux et *plus graves* que ceux du premier ordre, sont cependant moins indicatifs.

Prurit à l'anus, au nez, — bouffées de chaleur au visage, — étourdissements, — étouffements, — douleurs de tête, — toux avec déjection salivaire, principalement le matin , — mauvaise haleine, — vomissements glaireux, — sommeil pénible, — rêves fatigants, — pincements au cœur, — douleurs à la nuque, — douleurs dans tous les membres , — mouvements convulsifs, — troubles de la vue et même cécité, — perte de mémoire, — surdité, — palpitations , — oppressions, — perte de la voix, etc. , etc.

La présence du Ver solitaire cause souvent la tristesse, — la mélancolie, — la morosité, — des douleurs vagues changeant de place , — des lassitudes subites, quelquefois telles qu'il devient impossible de marcher.

En général les malades maigrissent, d'autres fois ils sont bouffis, leur teint est plombé, leurs yeux cernés, quelques-uns même finissent par tomber dans un *véritable marasme* et un *épuisement complet.*

Le docteur Mérat cite un cas d'épilepsie (mal caduc, — haut mal) causé par le Ver solitaire.

Des maux de toute nature peuvent être produits par le Ver solitaire; ce que l'on comprendra facilement si on se rend compte des accidents continus dus à sa présence.

En effet, presque tous *les troubles possibles* doivent nécessairement résulter de *l'irritation nerveuse* et de la *privation des facultés digestives*.

Nous n'étendrons pas davantage ces détails, nous avons fait connaître un assez grand nombre des plus fréquents symptômes, pour mettre chacun en état de *soupçonner* la présence du Ver et de la *constater*.

Des Remèdes employés contre le Ver solitaire.

Tous les praticiens ont tellement compris l'urgence d'arriver à détruire complètement le Ver solitaire, qu'une multitude de remèdes ont été proposés pour arriver à ce résultat; mais, chose digne de remarque, *aucun* de ces remèdes n'a une action *directe* contre le Ver. Tous, *drastiques énergiques*, n'agissent (*quand ils agissent*) que par leur violente action sur l'estomac et les intestins.

Il résulte de leur emploi des accidents très graves, laissant

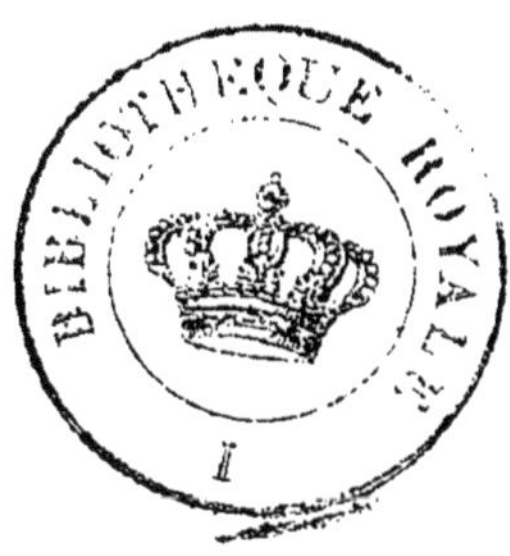

souvent des traces inguérissables ; en outre, ces médicaments n'offrent *aucune certitude de guérison.*

Parmi eux, celui qui a obtenu quelques succès, *l'écorce de grenadier*, est toujours accompagné d'inconvénients fâcheux. En effet, il résulte de son emploi une *vive inflammation* de l'estomac et des intestins, persistant longtemps après l'administration du remède; *des vertiges,—des hallucinations,—des crampes,—*une sorte *d'état d'ivresse,— l'enflure des parois abdominales,—*des *vomissements* des plus pénibles simulant un véritable *empoisonnement* (voir *la Gazette des Hôpitaux* du 3 juin 1847), etc., etc.

Les malades dont le tempérament énergique peut résister à ces secousses, sont obligés de subir pendant *plusieurs jours* consécutifs ces pénibles épreuves. Encore, si la guérison était certaine ; mais bien loin de là, et lorsqu'elle a eu lieu, elle n'a été due qu'à la *super-purgation* causée par cet agent, et non à son action directe sur le Ver : ce qui le prouve, c'est que, dans ces cas rares, presque toujours le Tœnia est sorti *vivant*.

C'était là, cependant, le remède auquel les praticiens étaient forcés de donner la préférence : qu'on juge des autres par ce que nous venons de dire de celui-ci. Nous arrêterons là nos observations, mettant en garde, toutefois, contre les remèdes de ces soi-disant guérisseurs, à tant la cure, remèdes dont la formule a été tenue cachée aux Académies, par plusieurs raisons, dont voici quelques-unes :

1° Ces remèdes auraient été soumis à des épreuves dont ils ne seraient pas sortis avantageusement.

2° Parce que leur composition est telle, que le blâme des *Académies* eut nécessairement été leur partage.

3° Parce que ceux-qui ont quelque action ne la doivent qu'à la présence de *l'écorce de grenadier*, et présentent des dangers encore plus grands par leur composition et leur mode de préparation.

4° Enfin, parce qu'ils ne guérissent presque jamais, et qu'ils n'ont été répandus que pour abuser de la crédulité publique.

Après avoir indiqué à la hâte quelques-uns des inconvénients nombreux des remèdes connus jusqu'à ce jour, lesquels ont surtout le défaut *capital de ne pas guérir*, nous allons donner quelques détails sur les fleurs de *Kousso* qui seules méritent, à juste titre, la qualification de *spécifique contre le Ver solitaire.*

Nous possédons **seul** le *Kousso expérimenté* et *approuvé* par les *Académies royales des Sciences* et de *Médecine de Paris.*

DU KOUSSO,

SEUL REMÈDE INFAILLIBLE

CONTRE LE VER SOLITAIRE,

EXPÉRIMENTÉ et APPROUVÉ par les ACADÉMIES DES SCIENCES et DE MÉDECINE de PARIS.

Le KOUSSO est un arbre classé dans la famille des rosacées, cet arbre s'élève à la hauteur de nos chênes et porte des fleurs très-petites, à cinq pétales réunies en grappes énormes, et variant du vert pâle au rose.

Les feuilles profondément dentées sont alternes, pennées, à nervures très prononcées, d'un vert foncé et luisantes en dessus, velues et grisâtres en dessous; leurs pétioles sont munis de bractées embrassant les tigelles qui les portent ; tige velue, annelée, et creusée d'un canal plein de substance médullaire.

C'est la fleur du Kousso, *préparée convenablement*, qui est employée contre le Ver solitaire.

Le *Kousso* a reçu dans la science le nom de Brayera Anthelminthica, du docteur Brayer, qui, le premier, fit connaître avec développement cette plante en Europe.

Quelques autres voyageurs en ont apporté des échantillons, mais nous n'en possédons en Europe que depuis 1846, de manière à faire profiter le public des avantages de ce précieux médicament, et **nous seuls** avons acquis la **totalité** rapportée à cette époque, **la seule expérimentée par l'Académie royale de Médecine.**

Les nombreuses expériences faites en France à diverses époques, celles, surtout, faites en dernier lieu par l'*Académie Royale de Médecine* sur les échantillons que *nous avons fournis*, et consignées dans cet opuscule, ne laissent aucun doute sur l'infaillibilité du **Kousso préparé par nous.**

Citer les expériences faites dans les hôpitaux de Paris par l'Académie Royale de Médecine, expériences qui ont toutes été couronnées du plus brillant succès, c'est faire l'éloge le plus pompeux du Kousso ; chacun sait en effet *quelles difficultés*, quels *soins minutieux* et *quelle sévérité* sont apportés dans ces expériences ; *C'EST AUJOURD'HUI LA PLUS PUISSANTE GARANTIE QU'UN REMÈDE quelconque PUISSE OFFRIR.*

Voici comment on a procédé :

Le médicament a été *préparé* et *administré en public* par les *Docteurs mêmes* chargés de ce soin ; ces *Docteurs* ou *Internes*, au nombre de *deux*, n'ont pas quitté les malades un seul instant, même pendant les garde-robes, qu'ils ont examinées immédiatement après chaque selle, et d'où ils ont retiré le Ver.

On voit que le moindre doute ne peut subsister sur la validité de ces expériences.

———————

RAPPORT

DE L'ACADÉMIE ROYALE DE MÉDECINE,
Fait le 25 *Mai* 1847.

(Expériences publiques).

Hospice de la Charité.

Mme *P.*, âgée de 38 ans, souffrait depuis 18 ans environ ; elle avait inutilement employé, à peu près, tous les remèdes connus ; écorce de grenadier, huile éthérée de fougère mâle, pilules et drogues de toutes espèces ; enfin, le 26 août 1846, *une dose de Kousso* lui fut administrée : quelques heures après, la malade rendit dans les selles le *Ver complet et mort*, la *tête et le col* séparés du corps qui était pelotonné ; le lendemain, la malade sortit guérie.

Mme *Davant*, âgée de 55 ans, entra le 27 août 1846 à l'hospice de la Charité ; nous lui avons administré *le Kousso* à sept heures et demie du matin ; la malade l'a pris sans répugnance, n'a éprouvé *aucune nausée*, ni autres symptômes que le besoin, *sans coliques*, d'aller à la garde-robe ; la première selle a eu lieu *une heure* 1/4 après l'ingestion du médicament, la seconde, quelques minutes après, a entrainé le Ver *mort et complet*, c'est-à-dire avec la *tête ;* la malade a eu trois autres selles dans lesquelles peu ou pas de fragments ; une heure plus tard cette dame rentrait à son domicile, rue de Tournon, n° 12. en parfait état de santé.

Hôtel-Dieu.

Le 5 décembre 1846, le nommé *Ragon*, sellier, cité Rodier, 10, a pris l'infusion et la poudre de fleurs de Kousso, et a été guéri d'un Tœnia qui le tourmentait depuis plusieurs années, ce malade n'a éprouvé ni *nausées* ni *coliques*, il a eu six ou sept garde-robes.

Le sieur *Hamot*, charcutier, rue de Montaigne, 4 bis, souffrait depuis cinq ans environ; il avait employé plusieurs fois l'écorce de grenadier, l'huile éthérée de fougère mâle, deux fois le remède d'un sieur P. G. etc., tous ces remèdes l'avaient beaucoup fatigué sans le guérir; enfin aujourd'hui, 18 décembre 1846, nous avons administré *le Kousso* à ce malade, qui, *deux heures* après l'ingestion du remède, a rejeté avec la première selle un *Tœnia solium, mort* et *complet*, c'est-à-dire avec la *tête*; il a eu encore cinq selles, et pendant tout le temps de la médication il n'a éprouvé ni *nausées*, ni *coliques*, ni *autre fatigue* que le besoin des garde-robes.

Le 1er février 1847, Mme *Aubry*, âgée de 50 ans, tourmentée depuis 25 ans environ, nous a déclaré avoir employé inutilement, plusieurs fois, l'écorce de grenadier, le remède du sieur D., etc., Nous lui avons administré aujourd'hui la fleur de *Kousso pulvérisée* et infusée pendant 10 minutes dans 250 grammes d'eau tiède; la malade a pris ce remède *sans répugnance*, n'a éprouvé ni *nausées*, ni *coliques*, mais seulement une légère sensation de chaleur vers la région épigastrique ; elle a eu sept ou huit selles environ, qui ont entraîné DIX TŒNIA dont UN SEUL, le premier sorti, a donné pendant quelques secondes de légères traces d'existence et seulement dans la région du col et de la tête.

Ce résultat a été obtenu dans l'espace de *trois heures* de temps, après lesquelles cette Dame est rentrée chez elle, rue Saint-Maur, n° 104, déclarant n'éprouver autre chose que le besoin de prendre des aliments.

(*Ce cas est le seul qu'on ait jamais observé en France, et peut-être en Europe, constatant rigoureusement la réunion de* DIX TŒNIA chez la même personne.)

L'ACADÉMIE CONCLUT QUE LE KOUSSO EST UN REMÈDE PRÉCIEUX CONTRE LE TOENIA.

(Voir la *Gazette des Hôpitaux* du 27 mai et du 3 juin 1847.)

Des expériences qui précèdent, ainsi que de toutes celles faites en ville (au nombre de plus de 60), il résulte que le *Kousso, préparé convenablement*, présente les *immenses avantages* suivants sur *tous* les remèdes connus sans exception.

1° Préparation des plus faciles, on délaie la poudre dans de l'eau tiède.

2° Innocuité parfaite sur l'économie; le Kousso fatigue moins qu'une bouteille d'Eau de Sedlitz , ou une once d'huile de ricin.

3° Certitude de guérison complète, dans un espace, en moyenne, de deux heures.

4° Action spécifique et Toxique sur le Ver solitaire (Tœnia ou Bothriocéphale) , c'est-à-dire que le Kousso *tue* cet antozoaire ; il est pour lui un véritable poison.

L'expérience académique du 1er février 1847, à l'Hôtel-Dieu, confirme cette action, au lieu de la combattre. — En effet, chez cette Dame qui portait *dix Tœnia, un seul, le premier sorti*, a donné de légères traces d'existence, mais seulement pendant quelques *secondes*, et si peu prononcées, que l'un des deux internes surveillant l'expérience a douté et doute encore de leur réalité ; car, comme il l'a fait observer à son collègue, les mouvements remarqués étaient dus au mouvement ondulalatoire du liquide au milieu duquel était suspendu le col et la tête, sujets de l'observation.

En admettant que ces mouvements fussent dus à un reste d'existence, on remarquera que c'était la *première* tête sortie, qu'elle a été expulsée *quarante minutes* après l'ingestion du médicament, et que par conséquent il se pourrait que ce Tœnia, placé dans la partie inférieure des intestins, ait été entrainé par les selles avant d'avoir subi *entièrement* l'action du *Kousso*, ce qui le prouve c'est que les *neuf autres* sont tous sortis *morts*.

5° Action laxative légère, suffisante, dans la majorité des cas, pour l'expulsion du Ver.

6° Conservation illimitée : les fleurs qui ont servi aux expériences étaient récoltées depuis plus de quatre ans.

7° Volume très petit de la dose, et, par conséquent, facilité de transport et d'administration en tous lieux et en toutes circonstances.

8° Saveur légèrement amère, non repoussante.

9° Une seule dose a toujours suffi pour la guérison.

L'excellence du *Kousso* nous dispense d'ajouter un plus grand nombre d'expériences ou d'attestations ; nous nous bornerons à nommer MM. les Docteurs CHOMEL, — HONORÉ, — SANDRAS, — COQUERET, — RAMPON, — JOANNEAU, — D'ANFOSSY, — SIMON, etc., etc., qui *tous*, dans des expériences, ou publiques ou particulières, ont constaté l'*Efficacité* du *Kousso* et son *innocuité* complète sur l'économie.

RAPPORT

DE L'ACADÉMIE ROYALE DES SCIENCES.

Fait le 18 Mai 1846.

« DES EXPÉRIENCES ont été faites à Paris sur l'emploi des
« fleurs de Kousso, notamment par M. le docteur *Sandras*,
« professeur agrégé à la Faculté de Médecine de Paris, et mé-

« decin à l'Hôtel-Dieu ; elles ont eu *un plein succès*, et il en
« résulte que la poudre de cette fleur, administrée convenable-
« ment, est *plus facile* à prendre, *moins dangereuse*, et SUR-
« TOUT PLUS EFFICACE que tous les autres moyens usités pour
« l'expulsion du Tœnia ; les effets ont été obtenus en *quelques*
» *heures*, après lesquelles les malades ont pu reprendre leur
« alimentation et leurs occupations ordinaires ; il est donc bien
« à désirer que ce nouveau médicament soit mis à la disposition
« de nos praticiens, et introduit dans la pharmacie. »

EXPULSION DU VER SOLITAIRE.

Le Ver solitaire peut, soit *naturellement*, soit après *médication*, être expulsé sous plusieurs états.

1° Complet avec le col et la tête, mais le corps brisé et séparé en une quantité innombrable de parcelles plus ou moins
grandes (cela arrive surtout pour le Tœnia, parce que ses anneaux allongés sont articulés beaucoup moins solidement que
ceux du Bothriocéphale).

2° Complet avec le col et la tête, et le corps en plusieurs
longs fragments.

3° Complet, le corps, le col et la tête en un seul ruban.

Ces deux modes appartiennent, surtout, au Bothriocéphale,
rarement au Tœnia, et dans ces deux cas, le Ver est expulsé en
boule, pélotonné, roulé sur lui-même.

4° Enfin, le Tœnia et le Bothriocéphale peuvent être expulsés dans un état de décomposition telle, qu'il devient impossible de constater le col et la tête, et souvent même le corps, car alors c'est sous forme de mucosités, plus ou moins denses, qu'ils sont rejetés.

Néanmoins, si l'on attend, pour prendre le Kousso comme nous le recommandons, qu'on rende actuellement quelques fragments, c'est-à-dire que si les malades ont rendu quelques parcelles, la veille ou 3 ou 4 jours, au plus, avant l'administration des fleurs de Kousso, le Ver sera expulsé sous l'un des trois premiers états.

Il n'est généralement modifié en mucosités que dans le cas où les malades ne rendent pas de fragments depuis longtemps, et ont pris dans cet intervalle plusieurs remèdes.

Nous avons pensé devoir donner tous ces détails (quoique inutiles par l'emploi du Kousso, *préparé par nous;* son effet est *tellement certain,* lorsqu'il a été administré comme nous l'indiquons, qu'il n'est plus possible de douter de sa guérison), afin que les malades puissent eux-mêmes et par leurs yeux en acquérir la preuve, c'est dans le même but que nous leur conseillons, *dans tous les cas,* d'attendre qu'ils rejettent de nouveau quelques fragments pour s'administrer le remède.

PRÉCAUTIONS A PRENDRE

Avant l'administration du Kousso

Il est convenable, pour prendre le Kousso, d'attendre qu'on rejette quelques fragments, ou anneaux de Ver, lors même que les symptômes indicatifs existent encore (ces symptômes pouvant dépendre, comme nous l'avons dit, d'autres causes internes).

1° Dans le cas où depuis longtemps on n'aurait pas rendu de cucurbitains.

2° Dans le cas où une quantité considérable aurait été expulsée soit *naturellement*, soit par *médication*. En effet, la tête du Tœnia étant grosse tout au plus comme la tête d'une fine épingle, souvent même plus petite, et son col aussi délié qu'un crin, ils pourraient l'un et l'autre avoir échappé aux recherches, ou avoir été expulsés quelques jours plus tard sans qu'on s'en soit aperçu.

3° Dans *tous les cas*, enfin, pour que les malades ne puissent conserver le moindre doute sur leur guérison.

Le Kousso se prend le matin à jeun, sans autre préparatif qu'un peu de diminution du dernier repas de la veille, et un lavement le matin, lequel est utile afin de débarrasser les intestins des matières fécales et par suite de faciliter les recherches.

L'*innocuité* du Kousso et sa *certitude d'action* sur le Ver solitaire sont telles, au surplus, qu'on peut le prendre même dans les *cas douteux*, et s'assurer par là si l'on est réellement atteint de cette affection , car de deux choses l'une : ou l'on rendra *le Ver entier* si on le porte,—ou l'on n'en rendra *pas un seul anneau*, et alors on aura la certitude de l'absence de ce cestoïde.

MODE D'ADMINISTRATION DU KOUSSO

A SUIVRE STRICTEMENT.

On fait tiédir un *tiers de litre* d'eau (300 grammes environ) on y délaye rapidement et avec soin la Poudre, on couvre parfaitement le vase, on laisse infuser pendant *un quart-d'heure*.

On suce alors un peu de jus de citron, on agite l'infusion afin de suspendre la poudre, et l'on boit le *tout*, *infusion et poudre*, autant que possible en *une seule* dose, ou tout au plus en deux ou trois, à intervalles très rapprochés.

Après chaque gorgée on se rince la bouche avec un peu d'eau fraîche qu'on avale , et l'on suce chaque fois un peu de jus de citron.

Ces précautions sont nécessaires afin de débarrasser la bouche et la gorge de la Poudre qui pourrait y rester; et pour modifier la saveur du remède.

Pour faciliter les selles , on boira dans leurs intervalles, quelques tasses de *thé léger*, ou toute autre *infusion de fleurs*, du *bouillon aux herbes passé*, etc., etc. , SANS SUCRE, NI LAIT.

On devra même provoquer les selles par un verre ou deux d'Eau de Sedlitz, si elles tardaient plus de trois heures à se déclarer.

On peut déjeûner un quart-d'heure après la sortie du Ver.

Le Kousso ne se vend que par doses entières.

Il est contenu dans des flacons en verre carrés, portant en relief sur l'un des côtés : KOUSSO, et sur l'autre : Pcie BOGGIO, PARIS.

La fermeture est scellée d'un cachet spécial sur cire rouge.

Chaque flacon porte *deux* étiquettes *bleues*, est entouré d'une *instruction* imprimée et enfermé dans un étui carré, sur lequel sont, d'un côté, une étiquette indicative revêtue de la *signature à la main* de *Boggio* (dont ci-joint le fac-simile), et, de l'autre côté, le cachet rond de la Pharmacie.

Exiger tous ces détails afin de n'être pas trompé, car le Kousso, comme toutes les choses éminemment **bonnes** et **utiles**, a excité la cupidité, et certains guérisseurs (soi-disant) ne craignent pas d'avancer frauduleusement que c'est par ce moyen qu'ils traitent le Ver solitaire.

La dose entière est suffisante pour un adulte quelconque, — 1/3 de dose pour les enfants jusqu'à trois ans, — 1/2 dose pour ceux de trois à sept ans, — 2/3 pour ceux de sept à douze ans.

Une dose plus forte n'aurait pas d'autre inconvénient, toutefois, que d'augmenter le nombre des selles.

Imprimerie SOUPE, 16—20, passage du Ponceau.

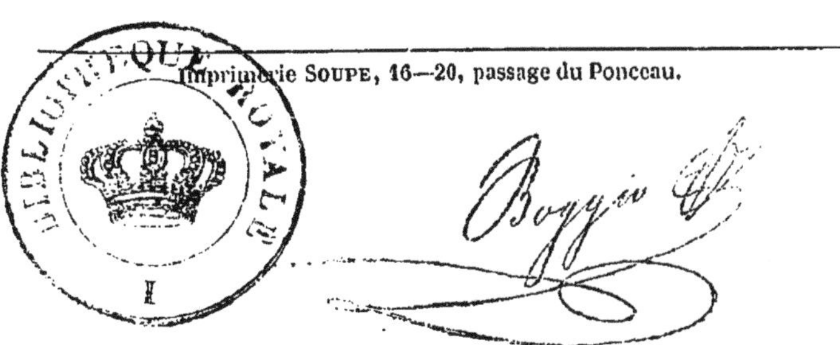

www.ingramcontent.com/pod-product-compliance
Ingram Content Group UK Ltd.
Pitfield, Milton Keynes, MK11 3LW, UK
UKHW021206140726
13695UKWH00005B/2363